Te 109
66

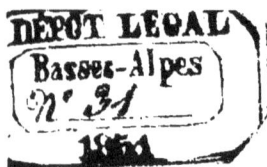

DEUX NOUVEAUX PROCÉDÉS OPÉRATOIRES

POUR LA DÉSARTICULATION

DES ORTEILS;

MOYEN

D'ÉVITER LES FUSÉES PURULENTES A TRAVERS LES GAINES TENDINEUSES,

ET L'INFLAMMATION DE CES GAINES.

Mémoire présenté à l'Académie des Sciences de Paris et à la Société nationale de Médecine de Marseille,

Par le Docteur Melchior ROBERT,

Ancien interne des hôpitaux de Paris et de Marseille, Membre de la Société Anatomique et de l'École Pratique de Paris, de la Société nationale de Médecine de Marseille, etc., Médaille des hôpitaux de Paris.

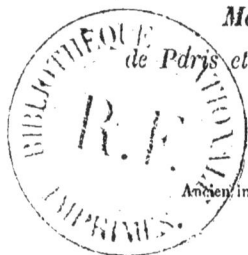

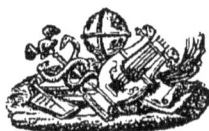

DIGNE,

TYPOGRAPHIE DE REPOS, IMPRIMEUR-LIBRAIRE,
Cours des Arès, 5.

1851.

AMPUTATION

DU GROS ORTEIL,

DANS SON ARTICULATION MÉTATARSO-PHALANGIENNE.

Ledran. préfère la résection de l'extrémité antérieure du premier métatarsien à la désarticulation du gros orteil. D'après lui , le volume de la tête
du premier métatarsien s'opposerait à la justaposition et au maintien des
lambeaux ; ces lambeaux devraient acquérir une trop grande longueur , en
outre, la cicatrice de la plaie serait , pendant la marche, le siége d'un
frottement douloureux qui ferait perdre les bénéfices de l'opération.

D'après Blandin , la tête du métatarsien. donne au pied un point
d'appui indispensable , sans lequel cette extrémité se renverserait inévi-
tablement en dedans. Il est certain que lorsque l'on fait reposer sur un
plan horizontal , un pied dépouillé de ses parties molles , deux points
de sa face plantaire appuyent sur ce plan ; le côté externe et postérieur
constitué par le calcaneum , et le côté antérieur et interne constitué par
la tête du premier métatarsien. De plus , dans la progression normale ,
lorsque le talon a été relevé , la ligne de transmission du poids du corps
tombe surtout au point correspondant à cette tête. La rangée des méta-
tarsiens forme une voûte dont le point culminant se trouve à la réunion
du premier et du deuxième os. Un des points d'appui les plus essentiels
de cette voûte , est sans contredit la tête du premier de ces os. Si l'on
détruit ce point , la voûte doit s'écrouler de ce côté. C'est ce qui arrive
en effet , après la section de la tête du premier métatarsien ; le bord interne du pied se renverse de manière à venir faire partie de la face inférieure de cette extrémité ; le bord externe remonte vers la molléole externe , comme si le pied était tordu en dehors. Les chairs de la face
plantaire ne sont plus protégées par la charpente osseuse que l'on a privée
d'un de ses points essentiels , le pied se trouve dans les conditions du
pied plat. La progression , la marche occasionnent , dans l'articulation
tibio-tarsienne , une douleur sourde qui fait redouter l'exercice aux ma-
lades. Les molléoles deviennent le siége d'un gonflement semblable à celui
qui se produit par la fatigue chez les individus qui ont le pied plat.

Lisfranc , tout en repoussant la raison du point d'appui donnée par Blandin , préfère la désarticulation ; notre illustre maitre n'appuye sa préférence sur aucune considération.

M. Malgaigne , dans son Manuel opératoire , ne nie pas absolument l'opinion émise par Blandin , mais la raison décisive qui l'engage à préférer la désarticulation , c'est qu'elle présente moins de danger que la résection.

Ici , comme dans toutes les opérations , plusieurs procédés sont en présence : procédés ovalaires , circulaires , à deux lambeaux latéraux , à un lambeau inférieur.

Tous ces procédés , si l'on excepte le procédé à lambeau inférieur de Lisfranc , ont l'inconvénient commun de présenter la cicatrice sur la partie antérieure du mognon. Le procédé circulaire est très-difficile à exécuter , car l'ouverture de la manchette qui forme le lambeau est trop petite et ne permet pas d'arriver sur l'articulation qui présente une largeur beaucoup plus grande que cette ouverture. Le procédé ovalaire offre aussi quelques difficultés pour la désarticulation , le pus s'écoule difficilement quelle que soit la position des pieds.

Un lambeau dorsal et plantaire permettraient bien au pus de s'écouler , mais la cicatrice serait tout à fait sur le diamètre transversal du mognon.

Resterait donc le procédé de Lisfranc.

« Une incision demi-circulaire et à convexité antérieure est pratiquée
» au-devant de l'articulation ; son centre est éloigné de cinq millimètres
» environ de l'article , au besoin on dissèque les tissus jusque sur la
» jointure ; ainsi on ne fait pas un lambeau dorsal , mais on empêche
» que les parties moles divisées ne se retractent trop au-dessus de la con-
» tiguité osseuse et ne laissent la face supérieure du métatarsien à dé
» couvert.

On procède à l'ouverture de l'article.

» Lorsque l'article est largement ouvert , ses moyens principaux d'u-
» nion , étant divisés dans toute leur largeur et dans toute leur épaisseur ,
» les surfaces articulaires , presque abandonnées à elles-mêmes , lais
» sent entr'elles assez d'écartement pour le passage du couteau , le bout
» de sa lame est placé de *champ* et transversalement , dans une étendue
» suffisante pour ne pas blesser l'orteil voisin , le chirurgien exerce sur

» le membre qu'il enlève de légères tractions , et au besoin il fait exécu-
» ter à la première phalange un mouvement de bascule très- peu pro-
» noncé , à l'aide duquel son extrémité postérieure est portée en haut
» jusqu'au moment où l'instrument va achever de contourner cet os d'ar-
» rière en avant ; on pratique ensuite le lambeau inférieur d'après les
» principes indiqués dans les généralités, il offre une longueur conve-
» nable pour couvrir seul toute la surface dénudée ; on opère avec la
» main droite sur le membre droit , et *vice versa* ; car si l'on voulait
» tailler les chairs de la face plantaire , sur le pied gauche , avec la pre-
» mière de ces mains , on ne pourrait pas fléchir les orteils voisins dans
» une assez grande étendue pour leur faire éviter le couteau.

» Le procédé que nous venons de décrire est préférable sur le gros
» orteil : 1° Son exécution est prompte et facile; 2° le lambeau forme
» sur le bout de l'os un coussinet avantageux pour faciliter la marche;
» 3° la face dorsale du membre est le point où le tissu inodulaire se
» trouve le moins fatigué; l'expérience m'a démontré , sur beaucoup
» de sujets, que la portion de ce tissu, siégeant au côté interne, ne
» gène guère et n'empêche pas les fonctions de ce membre. »

Pendant mon internat dans les hôpitaux de Paris , j'ai souvent essayé
le procédé de Lisfranc. Mes amis et collègues Boyer et Guérineau ,
qui s'étaient joints à moi pour s'exercer au Manuel opératoire , ont pu se
convaincre , comme moi , de la difficulté de ce procédé. En effet , lorsqu'après avoir désarticulé , on veut introduire le bistouri sous la phalange , pour faire le lambeau inférieur , souvent , malgré l'attention de
l'opérateur , la pointe de l'instrument menace de s'enfoncer dans l'orteil
voisin ; il faut de plus opérer avec la main gauche sur le pied du même
nom , car avec la main droite , on ne saurait tailler le lambeau inférieur sans endommager le second orteil qui ne peut être assez abaissé
pour être à l'abri du couteau. Il est aussi difficile de maintenir le lambeau
en place. De plus , ce lambeau laisse presque toujours , au côté interne,
une portion de la solution de continuité mal recouverte. A tous ces incon.
vénients se joint celui de la présence du tissu inodulaire au côté interne
du moignon.

Frappé de toutes ces imperfections et surtout de la difficulté que j'avais
toujours éprouvée dans le Manuel opératoire du procédé que je viens de
décrire, je dus chercher les moyens de le modifier ou de le remplacer.

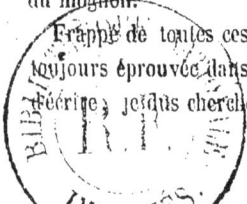

Facilité d'exécution, justaposition naturelle du lambeau et des bords de la plaie, égalité mathématique entre ce lambeau et la surface à recouvrir, position de la cicatrice à la partie supérieure et au côté externe du mognon, écoulement facile du pus : tels furent les avantages que je me proposais de réaliser en mettant au jour un nouveau procédé.

J'y parvins de la manière la plus heureuse, en composant le procédé que je vais décrire. Mes deux collègues, Boyer et Guérineau, l'ont souvent exécuté avec moi sans éprouver la moindre difficulté, toujours le résultat qu'ils ont obtenu a été des plus satisfaisants.

J'ai eu l'occasion de le démontrer aux internes de l'Hôtel-Dieu de Marseille qui ont eu l'obligeance de m'admettre parmi eux pour l'exercice du Manuel opératoire, et plusieurs de ces jeunes chirurgiens, quoique peu versés encore dans la pratique des opérations, ont néanmoins exécuté ce procédé avec beaucoup de justesse.

Pour reconnaître le siége de l'articulation, on longe d'avant en arrière avec le doigt indicateur, la face interne et inférieure du gros orteil. La première éminence que l'on rencontre, appartient à l'extrémité postérieure de la première phalange ; la seconde plus volumineuse, correspond au métatarsien contigu, c'est au sommet de l'angle rentrant, formé par leur réunion, que se trouve l'interligne articulaire. Cet interligne une fois reconnu, on fait, selon sa direction, une incision convexe en avant et dépassant dans ce sens l'article de cinq millimètres ; l'incision partant du côté interne de l'articulation, s'arrète par son extrémité externe au niveau de l'angle externe de la première commissure interdigitale près la racine du deuxième orteil. L'opérateur fait ensuite une seconde incision qui, de cette extrémité, vient se rendre à l'angle interne de la même commissure. De ce dernier point et de l'angle interne de la première incision, avec des rayons égaux en longueur à l'incision correspondante, il trace, sur les faces interne et inférieure de l'orteil, deux arcs de cercle qui viennent se couper à la limite de ces deux faces. On joint ce point d'intersection, d'une part, au moyen d'une incision tirée de l'extrémité interne de la première incision ; et de l'autre, au moyen d'une incision tirée de l'extrémité antero-interne de la seconde. La partie de l'orteil que l'on veut enlever, est ainsi complètement isolée.

On dissèque le lambeau inférieur jusqu'au niveau de l'article, en ne

conservant que la peau et le tissu cellulograisseux , et l'on procède ensuite à la désarticulation.

Pour cela , l'opérateur ouvre d'abord la face dorsale de l'articulation ,
sans chercher à introduire le bistouri , coupe les ligaments latéraux, et
termine par le ligament inférieur , la gaine tendineuse et les tendons.
L'opération est alors finie. La surface de la plaie , y compris le lambeau,
représente la figure suivante.

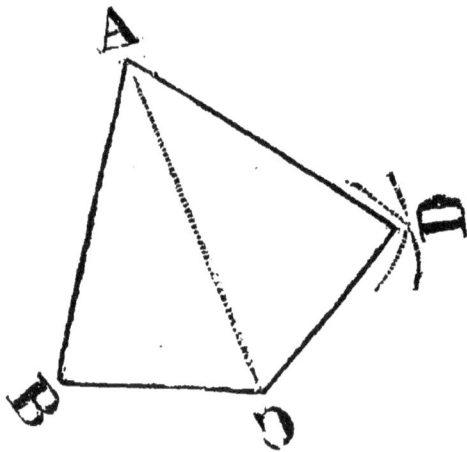

Opération
sur le pied
droit.

B A et B C représentent les deux premières incisions , D est le point d'intersection des deux arcs de cercles tracés , l'un avec le rayon A D , égal à
A B ; et l'autre avec le rayon C D , égal à B C. Si , par la pensée,
nous joignons les points A et C , nous aurons une ligne A C qui séparera
en deux triangles la figure A B C D qui représente la plaie. A B C représente la surface de la plaie qui doit être recouverte , et A C D la surface
du lambeau qui doit la recouvrir. Or, A C D et A B C sont deux triangles
égaux : car ils ont deux côtés égaux et un côté commun. De plus , C A
représente la ligne de mouvement selon laquelle doit se mouvoir la surface A C D pour recouvrir la surface A B C ; donc , ces deux surfaces
se recouvriront exactement dans toute leur étendue. Car le côté A D .
ou côté interne du lambeau , viendra recouvrir son égal A B , et le côté
C D , côté antérieur de ce même lambeau , recouvrira son égal B C.

Remarquons aussi que la ligne C A correspond le plus souvent à un pli cutané qui se trouve sous l'orteil , ce qui facilite encore le mouvement du lambeau.

La plaie est dans des conditions à donner une issue facile au pus , par l'angle externe de la plaie , si on fait reposer la jambe sur sa face péronière , et par l'angle inférieur et antérieur , si on la tient à demi-fléchie au moyen de coussinets entassés en pyramide sous le creux poplité. De ce côté donc point d'inconvénient. La cicatrice occupe le côté dorsal et externe de la plaie ; du côté externe elle est protégée par le second orteil. Quant à la ligne cicatricielle qui existe sur la face dorsale , elle ne gène nullement , d'après l'opinion des auteurs les plus distingués. Il n'en existe pas de trace au côté interne du membre.

Lorsqu'on a un peu de pratique , il n'est pas nécessaire de tracer , au moyen de mesures , les deux dernières incisions ; on réussit très-bien en les faisant à vue d'œil. De plus , lorsque la dissection du lambeau est faite , on désarticule toujours avec la plus grande facilité.

Je laisse aux chirurgiens plus expérimentés que moi , le soin de faire ressortir les avantages de ce nouveau procédé. Ce que j'ai constaté par la pratique, avec des chirurgiens très-distingués , c'est qu'il est d'une exécution facile et brillante et qu'il donne un résultat mathématique.

Mon ami Boyer en a donné une idée dans sa thèse , mais je ne sache pas qu'il ait été exécuté sur le vivant.

AUTRE PROCÉDÉ

Pour la désarticulation

D'UN DES QUATRE - DERNIERS ORTEILS.

La méthode ovalaire et celle à deux lambeaux latéraux , sont les seules mises en pratique.

Nous ne reviendrons pas sur les inconvénients attachés à la méthode ovalaire , ils sont partout les mêmes. La méthode à deux lambeaux , par le procédé de Lisfranc , est d'une exécution prompte et facile et donne de très-bons résultatst Seulement, après l'avoir exécutée , même très-fré‾ quemment , j'ai souvent éprouvé de la difficulté à tailler les lambeaux d'une manière régulière. En faisant le premier lambeau de dehors en dedans, comme l'indique Lisfranc , la peau se plisse quelquefois et les bords de la plaie se trouvent comme festonnés ; quand on en vient à tailler le second lambeau de dedans en dehors , après avoir traversé l'article , il arrive souvent que la partie antérieure de ce second lambeau est échancrée. Je sais bien que ces cironstances n'empêchent pas la plaie de guérir.

Cependant , malgré le peu d'importance de ces inconvénients , j'ai cru utile de donner connaissance d'un nouveau procédé avec lequel on peut les éviter , il est très-facile à exécuter et surtout très-rapide.

Le grand avantage est ici de pouvoir tailler les lambeaux en laissant 'orteil en place , et cet avantage est tellement senti par tous les chirurgiens , qu'ils conseillent en général , avant de faire un second lambeau , après une désarticulation , de ramener le membre dans sa position naturelle. On sait que l'articulation métatarso-phalangienne des quatre derniers orteils , se trouve à peu près à 25 millimètres en arrière de la commissure digitale correspondante ; de plus , cette articulation permet à l'orteil quelques mouvements de latéralité.

On se sert d'un bistouri étroit ; après avoir déterminé aux faces dorsale et plantaire les points qui correspondent à l'articulation qu'on veut diviser , on enfonce , par la face plantaire , le bistouri que l'on dirige sur l'articulation ; on contourne cette articulation en dirigeant la pointe du bistouri du côté du lambeau qu'on veut tailler le premier , et en faisant exécuter à l'orteil un léger mouvement de latéralité dans un sens contraire , le bistouri arrive ainsi à la face dorsale qu'il traverse. On fait le premier lambeau en coupant de dedans en dehors jusqu'à la commissure. La pointe et le manche du bistouri doivent marcher dans un même plan vertical et perpendiculaire au plan de la face plantaire du pied.

On reporte ensuite l'instrument dans l'angle postéro-inférieur de la solution de continuité , on contourne l'autre côté de l'article pour ressortir dans l'angle dorsal ; on fait le second lambeau de la même manière que le précédent. Souvent on a déjà ouvert l'articulation que l'on achève de détruire ; lorsque en faisant le premier lambeau , on découvre plus de la moitié du diamètre transversal de l'articulation , le bistouri taille facilement le second sans crainte de blesser les bords ; mais , dans le cas contraire , un aide , ou le chirurgien lui-même , doit quelquefois écarter le bord de la solution de continuité , pour préserver la peau de la pointe de l'instrument.

Sur le petit orteil , il faut avoir soin de faire le lambeau externe plus long que l'interne , pour protéger la cicatrice.

La fusée purulente , à travers les gaines tendineuses , l'inflammation de la synoviale de ces gaines , sont les deux accidents les plus redoutables ; ceux qui , dans toutes les plaies existant au voisinage des gaines , ont produit le plus de résultats fâcheux.

Voici ce que dit Lisfranc dans sa Médecine opératoire , en énumérant les inconvénients de la méthode ovalaire :

« La manière dont les chairs sont taillées , retient le pus à la surface
» de la plaie , quelle que soit l'attitude donnée au membre ; tout le
» monde sait avec quelle facilité ce liquide peut couler dans les gaines
» tendineuses ; personne n'ignore le danger des fusées purulentes et des
» phlegmasies dans l'épaisseur du pied ; n'a-t-on pas vu trop souvent
» les accidents remonter le long de la jambe et entraîner après eux des
» événements funestes ? »

Cette opinion émise depuis si longtemps par les chirurgiens les plus distingués n'avait été l'objet d'aucune recherche pour donner le moyen d'obvier à ces dangers. En 1847 , pendant mon internat chez M. Ricord , en faisant des opérations sur le cadavre , je constatai , à plusieurs reprises , qu'après la désarticulation des doigts et des orteils , les tendons remontaient dans leur gaine, laissaient cette gaine béante et prête à recevoir l'air, le sang, le pus, et en un mot, tous les liquides ou gaz qu'on aurait mis à la surface de la plaie.

Cette remarque fut le point de départ d'expériences qui me permirent de constater les faits suivants:

1° La rétraction des tendons dans leur gaine, à des hauteurs différentes, après l'amputation; leur action dans ces gaines analogue à celle d'un piston dans un corps de pompe.

2° L'introduction, dans ces gaines, d'un liquide ou d'air, selon que 'opération est pratiquée dans l'un ou l'autre de ces milieux;

3° L'introduction d'un liquide mis à la surface de la plaie dans le moment de l'extension du membre; son expulsion plus ou moins complète dans la flexion de ce membre. (Dans l'extension, le tendon remonte et attire, dans la gaine, tout ce qui est à son entrée; dans la flexion, le tendon revient vers l'ouverture de la gaine et chasse ce qui est devant lui);

4° La production de ces phénomènes très-marqués dans les doigts, pouce et auriculaire;

5° La possibilité de faire ressortir ces liquides au moyen de pressions méthodiques, ou de le retirer au moyen d'aspirations lorsqu'il a été introduit;

6° La possibilité d'empêcher la rétraction du tendon et l'introduction de l'air ou d'un liquide quelconque, en comprimant sur le trajet de la gaine pendant qu'on fait l'opération;

7° Enfin, l'impossibilité où l'on se trouve de faire pénétrer dans la gaine de l'eau ou de l'air, lorsqu'on l'a fermée au moyen d'une ligature.

Il est probable que les mêmes phénomènes se produisent sur le vivant après les opérations; et, en raisonnant d'après les expériences précédentes, il est rationnel d'admettre, qu'après l'opération, une certaine quantité d'air et de sang s'introduit dans les gaines; si on ne fait sortir ces deux agents, ils peuvent déterminer une inflammation suivie de suppuration; c'est une chance de plus de fusée purulente. Après l'opération, les mouvements que fait le malade en l'absence du chirurgien, les soubresauts des muscles font jouer les tendons dans leurs gaines; ils peuvent donc favoriser l'introduction de l'air ou des liquides qui sont à la surface de la plaie: pus, sang.

Comme conséquence de mes expériences, j'établis les propositions qui suivent :

1° Pendant l'opération, faire comprimer sur le trajet des gaines au-dessus du point où doit porter la section, toutes les fois qu'il sera possible, afin de fermer la gaine et de retenir le tendon ;

2° Après l'opération, passer, au moyen d'une aiguille courbe, un fil qui conprenne la gaine et le tendon, et lier les deux chefs au-devant de la gaine afin de l'oblitérer,

3° Si on a laissé échapper le tendon pendant l'opération, l'amener à l'extrémité de la gaine par un des moyens indiqués dans les expériences, c'est-à-dire, en mettant le membre dans la flexion forcée, si on opère sur une gaine qui se trouve du côté de la flexion ; ou en saisissant ce tendon au moyen de pinces, et le lier avec la gaine, comme je l'ai indiqué ;

4° Si le tendon est remonté trop, on ne liera que la gaine ; mais dans ce cas, comme dans le précédent, il faut avoir soin, avant de prati_quer la ligature, de chasser, au moyen de pressions ou d'aspirations, le liquide et l'air qui pourraient être dans la gaine ;

5° Si l'on n'a pris aucune des précautions précédentes, éviter, en examinant le membre, de le porter dans l'extension ; lorsqu'il s'agit d'une amputation des doigts ou des orteils ; éviter d'exercer au-dessus du poignet et du côté de la flexion, des compressions trop fortes qui, d'après nos expériences, font remonter les tendons dans leurs gaines et favorisent l'introduction de l'air et des liquides ;

6° Dès que le malade se plaindra de douleurs vives sur le trajet des gaines, exercer sur ce trajet des pressions méthodiques, ou faire, si c'est possible, des aspirations à l'ouverture de la gaine. Peut-être pourrait-on pratiquer dans leur intérieur des injections avec un liquide émollient que l'on retirerait ensuite.

Les phénomènes que j'ai remarqués sur les gaines tendineuses des doigts, je les ai observés aussi sur celles des orteils. Je n'ai pas poussé plus loin mes expériences, mais je pense qu'elles sont applicables dans d'autres régions du corps.

Les expériences sur le lapin m'ont prouvé qu'au bout de quatre jours, le tendon était adhèrent à la gaine, par conséquent la présence d'un fil dans la plaie ne serait jamais un obstacle à la réunion par première intention.

J'ai reproduit à dessein, à la suite de la désarticulation des orteils tant redoutée à cause des fusées purulentes, les conclusions d'un mémoire présenté, en 1847, à l'académie des sciences.

Ce mémoire, basé tout entier sur l'expérimentation, renferme des faits qui, par la suite, pourront trouver une application dans la pratique de l'art chirurgical. Du reste, de nouvelles recherches sont nécessaires pour appuyer les conclusions que j'ai rapportées plus haut.

Marseille, le 20 mai 1851.

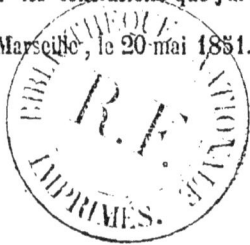

MELCHIOR ROBERT.

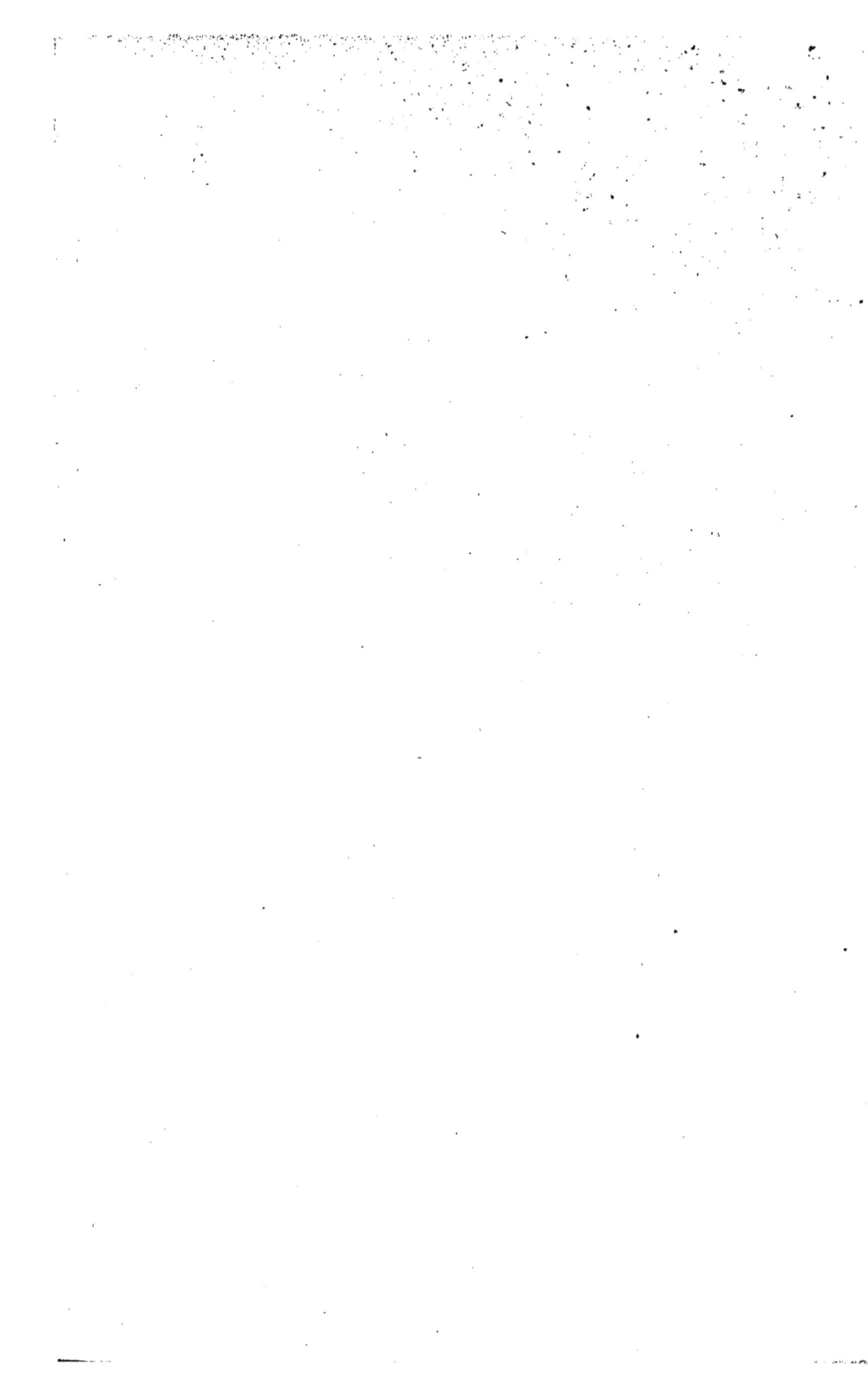

www.ingramcontent.com/pod-product-compliance
Lightning Source LLC
Chambersburg PA
CBHW050401210326
41520CB00020B/6414